AF315091

# DE L'OSCHÉOTOMIE.

MÉMOIRE PRÉSENTÉ A LA SOCIÉTÉ DE CHIRURGIE

DE PARIS

LE 28 SEPTEMBRE 1864

PAR

**Le Docteur R. E. BÉTANCÈS**
de la faculté de Paris.

PARIS

IMPRIMÉ PAR E. THUNOT ET Cⁱᵉ

RUE RACINE, 26.

1864

# DE L'OSCHÉOTOMIE.

Il y a déjà quelques années, un mémoire remarquable fut présenté à la Société de chirurgie de Paris et suivi d'un très-remarquable rapport. Le mémoire traitait de l'éléphantiasis des Arabes et était signé Clot-Bey ; le rapport était de M. Larrey. Je crois faire bien en suivant l'exemple de ces deux chirurgiens, et je viens vous entretenir quelques instants sur le même sujet. Je dois dire qu'en dehors du mémoire sur ces tumeurs écrit par Clot-Bey, que je n'avais pu me procurer dans mon pays (Puerto-Rico, colonie espagnole), où l'introduction des livres est sévèrement surveillée, on n'a guère pour se guider que les traités classiques de pathologie qui, comme dit très-bien M. Larrey, nous en font connaître fort peu de chose, et le traité des maladies du testicule, de Curling, qui, on le sait, n'est ni bien complet dans la description des opérations ni très-encourageant (a). J'ai persisté dans mon idée après la lecture du mémoire, ici, à Paris, parce que « Clot-Bey (c'est M. Larrey qui parle), qui a voulu, pour répandre le bienfait de cette opération, la confier à ses collaborateurs et à ses élèves, espère qu'ils feront connaître aussi les faits qui leur sont propres ; » parce que « c'est là une des plus importantes

---

(a) Voir les notes à la fin.

opérations de la chirurgie moderne, » et parce que le mode opératoire que j'ai employé n'est pas le même que celui du chirurgien d'Égypte. En vous prenant pour juges, j'espère vaincre l'hésitation qu'éprouvent encore quelques chirurgiens à pratiquer l'oschéotomie (b) et même l'opposition que l'on pourrait, comme moi, rencontrer chez quelques confrères quand on veut débarrasser les malades de ces affreuses difformités qui leur font souvent préférer la mort à une vie qu'ils traînent dans la misère et l'impuissance. En rendant compte du mémoire, M. Larrey dit : « Esdaile facilite le manuel opératoire en sacrifiant les testicules. »

Plus bas :

« La conservation du pénis, des testicules et du cordon spermatique a fait de cette opération hardie et délicate, lorsqu'on a réussi entièrement, une véritable conquête de l'art. Mais cet heureux résultat n'a pas toujours été possible, et de très-habiles chirurgiens n'ont pu l'obtenir, à cause de la gravité de certains cas, tels que la complication de l'hémorrhagie ou l'altération accidentelle des organes génitaux. »

Plus loin encore, il parle de la complication de la hernie.

On sait qu'on a remédié à cette dernière en faisant la réduction et en excisant le sac avec la tumeur. Quant aux testicules, on est obligé de les extirper quand leur altération a été reconnue ; mais on a encore aujourd'hui à redouter ces abondantes hémorrhagies qui souvent ont entraîné la mort des malades après l'opération. Les observations que je présente feront voir s'il est possible de se rendre maître de cet accident.

# PREMIÈRE OBSERVATION.

Fermin Arrocho (de Mayagüés, île de Porto-Rico), homme blanc, d'une constitution délabrée, d'un tempérament lymphatique et âgé de quarante-cinq ans, porte une tumeur du scrotum qui lui rend la vie insupportable et demande à être opéré, « quand même il devrait mourir des suites de l'opération. » Il est marqué aux jambes, au corps et à la figure de nombreuses cicatrices de petite vérole et de cicatrices de bubons, aux points qui, avant sa maladie, occupaient les aines. La tumeur a commencé à se développer il y a deux ans, par un engorgement léger des bourses. Elle descend aujourd'hui jusqu'au-dessus des genoux et exhale une odeur nauséabonde. La racine de la verge se trouve à huit travers de doigt au-dessous du pubis. On ne trouve pas au tact les cordons spermatiques, mais on sent les corps caverneux.

Le 1ᵉʳ juillet 1860 le malade a été opéré de la manière suivante : Après l'avoir chloroformé et placé sur une table comme pour être opéré de la taille, sans pourtant être lié, je fais deux incisions profondes qui, partant chacune de l'orifice externe du canal inguinal, vont se joindre en V au-dessous de la racine actuelle du pénis, ou plutôt de la peau de la verge qui se trouve contournée en tire-bouchon. Je rencontre sous le bistouri, jusqu'à deux travers de doigt de profondeur, du tissu celluleux blanc jaunâtre, infiltré de sérosité, et à chaque incision il s'échappe du sang veineux en abondance. A l'angle des deux incisions je trouve le corps du pénis que je dissèque promptement en dessous et sur les côtés, et que je fais relever sur le ventre. La tumeur soutenue par un aide est aussi relevée. Alors deux nouvelles incisions commençant aux mêmes points que les deux premières viennent aussi se joindre, en contournant la tumeur, à 10 centimètres au devant de l'anus. Sous les deux premières incisions j'ai trouvé les cordons en arrière entourés de tissu cellulo-adipeux en abondance et très-infiltrés de sérosité, caractère qui, chaque fois que j'ai opéré depuis, m'a fait reconnaître leur situation avant de les avoir vus. Le sang coulait en grande quantité; la constitution du malade ne permettait pas de prolonger beaucoup la dissection, et je n'ai pas osé m'arrêter à énucléer les testicules. Par les incisions déjà faites, la tumeur se trouvait pédiculisée, et sur ce pédicule j'ai appliqué l'écraseur linéaire. Je n'eus pas malheureusement l'idée de passer la chaîne en dedans des cordons pour sauver ainsi les organes génitaux. Une fois l'écraseur bien appliqué, l'écoulement du sang diminua tellement, qu'il me fut permis de perdre toute crainte. Avant de terminer la section, le pédicule n'avait plus guère que 2 centimètres de diamètre quand la chaîne cassa. A sa place je mis une ligature, et je terminai heureusement avec le bistouri, mais ayant à déplorer la perte des testicules. La peau du pénis déplissée et retirée en haut reforma la gaîne des corps caverneux et du canal de l'urètre, et le lambeau put s'appliquer très-bien sur la plaie. Des sutures furent faites des deux côtés et des compresses d'eau froide maintenues sur elles. L'opération a duré trente minutes; la tumeur pesait 9 livres, sans compter le sang et la sérosité qui s'en étaient épanchés.

Il n'y a rien eu de remarquable pendant les jours suivants, si ce n'est une légère odeur gangréneuse. Clot-Bey parle de la tendance à la gangrène évidente après ces opérations. Cela s'explique, je crois, par la nutrition abondante qu'apportaient à tous ces tissus d'innombrables vaisseaux veineux, et qui tout à coup leur fait défaut. Cet accident me paraît indiquer qu'on doit porter une grande réserve dans l'emploi du perchlorure de fer pour arrêter les hémorrhagies, comme le conseille M. Gosselin. Enfin je ferai remarquer l'existence sur cette tumeur de la trame cellulaire lâche et infiltrée de sérosité, et en même temps l'abondance du sang veineux. Dans un grand nombre d'observations où il y a eu hémorrhagie, on a observé que la masse morbide était composée en grande partie par du tissu cellulaire à mailles élargies et contenant un liquide séreux, dense, jaunâtre. Le malade est sorti guéri neuf jours après l'opération. Il fait depuis un service de courrier à pied.

# DEUXIÈME OBSERVATION.

Alejandro Maldonado (de Ponce), noir âgé de quarante
ans, tonnelier, bien constitué, d'un tempérament nerveux,
d'un caractère gai, porte entre les jambes une tumeur volumineuse. Malgré cela il entreprend à pied un voyage, qui
pour lui dure quatre jours, pour venir se faire opérer à
Mayagüés, quoique des médecins lui aient pronostiqué
qu'il mourrait des suites de l'opération. Le malade aime
autant mourir, dit-il, s'il doit traîner toute sa vie cette dif-
formité dont le poids l'empêche de se livrer à ses travaux et
lui cause d'intolérables insomnies.

*Mesures de la tumeur.*

Diamètre de la racine de la verge............. 4 centimètres.
De l'épine du pubis à la racine de la verge.... 17
De la racine de la verge à la partie la plus dé-
 clive de la tumeur...................... 28 —
De l'épine du pubis à la partie la plus déclive.. 49 ——
Circonférence du pédicule................. 49 —
Circonférence de la tumeur dans la plus grande
 épaisseur, vers le milieu, le malade étant de-
 bout................................ 86 —
Circonférence, en allant de l'aine droite à l'aine
 gauche et passant par la partie la plus dé-
 clive................................. 97 -
Longueur de la peau de la verge hypertrophiée. 9 —
Circonférence d'avant en arrière suivant le ra-
 phé, du pubis à l'anus.................. 87 —

Quand le malade est debout, la tumeur tombe jusqu'au-dessous des genoux. Ses jambes un peu enflées portent les traces d'excoriations. Les ganglions inguinaux sont tuméfiés et durs. Sa maladie a commencé il y a sept ans ; mais c'est depuis un an qu'il a été obligé de renoncer à son travail. Il est impossible de reconnaître par le palper la position des testicules ; mais on sent les cordons spermatiques, un peu au-dessous du pubis, vers la partie postérieure. La tumeur est également dure de tous côtés. Le canal de l'urètre est complétement caché et la peau du pénis, tirée en bas, forme une poche où restent déposées les urines chaque fois que le malade pisse. Il est obligé de comprimer la tumeur sur les côtés et en avant pour faire couler les urines au dehors.

Le 3 novembre 1863, le malade est opéré. Je me place entre ses jambes qui sont soutenues par deux aides, tandis que deux autres se tiennent sur les côtés prêts à soulever ou à abaisser la tumeur ou bien à la porter d'un côté à l'autre suivant les besoins. Le malade est soumis au chloroforme. La tumeur est circonscrite par quatre incisions peu profondes qui serviront à guider les instruments pendant toute l'opération. Les deux premières, partant du pubis, se rencontrent à angle aigu en embrassant la base de la verge ; les deux autres, commençant au point de départ des deux premières, vont se joindre à 10 ou 12 centimètres au devant de l'anus. Le pénis, détaché du reste de la tumeur, est relevé sur le ventre avec la peau qui lui est adhérente en avant. Par les premières incisions, en haut et sur les côtés (c), je pénètre jusqu'aux cordons que j'isole en faisant passer en dedans d'eux une bandelette de linge fin. Désormais l'hémorrhagie n'est plus à craindre. En effet, une longue aiguille à double œillet est garnie de quatre fils de différentes couleurs. Je la fais pénétrer d'avant en arrière à la base de la verge et la fais sortir au sommet de l'angle postérieur ou à 12 centimètres au devant de l'anus. Deux des fils qu'elle porte sont destinés à établir immédiatement une ligature sur chaque moitié de la tumeur. C'est un conseil de Curling, approuvé par M. Larrey. Les deux autres conduiront deux longues chaînes d'écraseurs attachées à leur extrémité antérieure. Les chaînes ramenées sur les ligatures fonctionnent comme d'ordinaire, et une fois la tumeur coupée, il est facile d'énucléer les testicules sans avoir à craindre ces pertes de sang qui mettent en danger la vie du malade. Dans le cas actuel, il ne me fut pas permis d'achever l'opération comme je la décris parce que l'aiguille se trouva être trop courte. L'opération fut donc continuée avec le bistouri. J'y fus encouragé par le peu de sang qu'avaient donné les premières incisions, et je crois devoir en attribuer la cause à ce que les tissus avaient subi une transformation fibreuse beaucoup plus marquée que dans le cas précédent. Il y avait très-peu d'infiltration séreuse ; le tissu était homogène, blanc, dur, criant sous le tranchant du bistouri ; les veines donnaient peu de sang et les artères très-petites étaient facilement saisies et tordues.

Voilà donc dans ces deux observations les deux éléments essentiels constatés par Chopart : « Un tissu fibreux, dit-il, dense, enveloppant une tumeur épaisse et intérieurement une substance molle, jaunâtre, sorte de trame cellulaire dans laquelle est contenue de la sérosité. » — Le testicule droit fut énucléé d'abord. Il avait au moins le double du volume normal, et la tunique vaginale était devenue fibreuse. Une incision en fit sortir de la sérosité ; mais comme le testicule restait encore un peu plus grand que dans son état naturel et que le cordon était très-long, je craignis de ne pas avoir assez de peau pour recouvrir les deux organes, et je me vis obligé de sacrifier le gauche qui n'avait pas encore été disséqué (d). L'artère du cordon ne fut liée qu'après la section de celui-ci, ce qui est préférable à la ligature en masse, comme on le verra par l'observation nᵒ 5. Restait le lambeau de peau malade, qui du pubis retombait sur le pénis auquel il était accolé, et qui était destiné à couvrir la plaie. De dessous cette peau, dont l'épaisseur était de 4 centimètres, j'excisai toutes les portions hypertrophiées qu'il me fut possible d'enlever sans que sa vitalité en souffrît. Le testicule, pendant à un long cordon, fut placé au fond de la plaie et recouvert par le pénis et la peau. Le prépuce hypertrophié se trouvait ainsi entre les cuisses ; il fut excisé circulairement. Des sutures faites des deux côtés cachèrent entièrement la plaie, et des compresses d'eau froide furent placées constamment sur elle. L'opération a duré quarante-cinq minutes. La tumeur pesait 25 livres Le malade s'est ressenti toute la journée de l'influence du chloroforme. Le pouls est resté tout le jour à 150.

4 novembre. — Le pouls baisse à 120.

5 novembre. — Le pouls baisse encore à 100. Une petite portion du lambeau se sphacèle à gauche (*e*), mais l'état général est très-bon. Le malade continue à s'améliorer chaque jour et fait sa première sortie le 29 novembre. Deux mois plus tard, le gland, au lieu de se trouver entre les cuisses, s'était déjà placé en avant quoique encore trop bas. La peau s'était légèrement rétractée, n'ayant plus à subir les tiraillements produits par le poids de la tumeur.

# TROISIÈME OBSERVATION.

José Saturnino Toro (de Ponce), jeune mulâtre de 25 ans, d'un tempérament bilioso-lymphatique, bien constitué, n'ayant jamais eu des glandes aux aines, ni les jambes enflées, ne portant aucune trace de maladies antérieures, est atteint d'une tumeur des bourses, qui a commencé à se développer il y a six ans, mais qui a surtout fait des progrès depuis un an. La tumeur, volumineuse, molle, sans résistance, permet de reconnaître immédiatement qu'elle n'est pas arrivée à l'état fibreux, et que par conséquent on aura à se prémunir contre les hémorrhagies en employant l'écraseur linéaire. On sent les testicules à travers la peau. Le droit semble avoir le volume du poing.

*Mesures de la tumeur.*

| | |
|---|---|
| De l'épine du pubis au méat urinaire......... | 15 centimètres. |
| De l'épine du pubis au point le plus déclive de la tumeur. ............................... | 40 — |
| Circonférence d'avant en arrière, du pubis à l'anus, suivant le raphé....................... | 67 — |
| Circonférence horizontale, vers le milieu de la tumeur, le malade étant debout............ | 70 |

J'ai modifié dans ce cas l'opération pour éviter de laisser le gland trop bas comme dans l'observation n° 2. — Le point essentiel, dit Larrey, est la formation de lambeaux destinés à recouvrir le pénis, les testicules et les cordons, en détachant le reste de la tumeur..... Le mode opératoire commande de ménager vers l'origine ou au pédicule de la tumeur et sur ses côtés, une quantité de peau assez saine et assez souple ou extensible pour servir de fourreau à la verge et d'enveloppe scrotale aux testicules. » Le malade fut chloroformé le 26 avril 1864. Pour diminuer les chances d'hémorrhagie, il faut donner à la plaie la plus petite surface possible. On doit donc la faire le plus près qu'on peut du pédicule, qui est le point le plus rétréci de la masse morbide. Je disséquai au devant du périné un lambeau carré suffisant pour recouvrir un des testicules. On reconnaissait par le palper que ces organes étaient plus grands qu'à l'état normal. Le lambeau avait à peu près 4 millimètres d'épaisseur. Les incisions ayant été faites comme précédemment, les postérieures venaient aboutir à la base de la face saignante du lambeau. Les cordons furent isolés facilement, le pénis disséqué en dessous et relevé sur le ventre avec la peau qui le recouvrait. Cette peau lui forma immédiatement sa gaine naturelle, et la verge, qui avait complétement disparu dans la tumeur et ne présentait au dehors qu'une ouverture ombiliquée, à 15 centimètres du pubis, se montra à l'état normal aussitôt après cette dissection. Mais à chaque coup de bistouri il s'échappait une grande quantité de sang. J'appliquai un seul écraseur, et dès ce moment le sang cessa de couler. Le cordon droit qui devait être sacrifié fut compris dans le tour de chaîne. Celle-ci se cassa comme dans l'observation n° 1, vers la fin de l'opération, et je pus me convaincre de l'utilité de l'écraseur, car malgré la compression qu'avaient subie les tissus, les dernières incisions donnèrent aussi de grands jets de sang (f). Le cordon droit n'avait pas été coupé par la chaîne. Pour en faire la section, je l'entourai d'abord d'une ligature. Le gauche fut disséqué avec son testicule dont le volume était augmenté. La tunique vaginale était fibreuse. Une incision faite sur elle en fit sortir de la sérosité. J'eus encore ici à regretter d'avoir sacrifié le testicule droit qui, comme je m'en assurai plus tard, n'était affecté que d'hydrocèle. Le lambeau aurait pu très-bien recouvrir les deux testicules revenus à leur état normal par l'évacuation de la sérosité. La tumeur pesait 14 livres sans compter le sang et la sérosité qui s'en étaient échappés. Une fois le testicule recouvert, des sutures furent placées et des compresses froides mises sur la plaie. Aucun accident ne vint compliquer la cure; seulement la ligature du cordon persista jusqu'à la fin de mai. Le fil ne tomba que par morceaux. Sauf ce léger accident, le malade était bien dès le 6 mai, et ses organes génitaux ont un aspect si naturel qu'on ne dirait pas qu'il a subi une semblable opération.

Je joins aux observations n°⁵ 2 et 5 les photographies des malades avant l'opération et après qu'ils l'ont subie.

# CONCLUSIONS.

1° Étant prouvé que les deux tissus signalés par Chopart existent séparément (*g*), on doit opérer de deux manières :

A. Avec le bistouri quand les tissus sont fibreux et contiennent peu de sang. Je pense que ce sont les cas les plus rares.

B. Avec l'écraseur linéaire quand les tumeurs sont formées de tissu cellulaire gorgé de sang et de sérosité (*h*). Les ligatures deviennent ainsi inutiles.

2° On doit toujours conserver les cordons et énucléer les testicules après qu'on a écrasé la tumeur à son pédicule, afin de vérifier s'ils sont ou non malades. La longueur des cordons n'est pas un obstacle à la conservation des testicules (observation n° 2).

3° Lorsqu'il y a hydrocèle, la membrane séreuse prenant en général un aspect fibreux, il faut opérer l'excision d'une partie de la tunique. J'ajoute ici, d'après d'autres observations, qu'il faut avoir soin de ne pas faire cette excision trop grande, dans la crainte des orchites.

4° Quand la distance du pubis au méat urinaire ne dépasse pas 15 ou 20 centimètres et peut être un peu plus, on ne doit pas se hâter d'appliquer les procédés de Delpech (*j*) et de Gaetany-Bey, mais agir comme dans l'observation n° 2 (*k*).

5° Dans les cas les plus difficiles, l'opération me semble devoir se réduire à cinq temps :

A. Lambeau antérieur au devant du pubis pour former la gaîne de la verge, et lambeau postérieur au devant de l'anus pour recouvrir les testicules. Ce dernier ne devant pas s'adapter à un autre lambeau, comme lorsqu'on les fait latéralement, mais sur des parties très-vivantes, risque moins de se sphacéler.

B. Dissection du pénis et des cordons.

C. Section de la tumeur par les écraseurs linéaires.

D. Énucléation des testicules.

E. Sutures.

On peut ainsi opérer la guérison radicale, puisque, comme le dit M. Larrey, « après l'ectomie scrotale, la récidive ne paraît pas avoir été observée. »

---

J'ajoute quelques notes prises chez différents chirurgiens et qui complètent le traitement de la maladie et la description de l'opération.

« Tenir la tumeur élevée pendant quelques minutes avant de l'entamer, afin de la vider, s'il est possible, du sang qu'elle contient. » (Esdaile).

« Le traitement prophylactique le plus simple est le meilleur, si la maladie n'en est encore qu'à son début ou à une période peu avancée, ou si elle existe dans les conditions de l'endémicité, c'est sans contredit le changement de climat. » (Larrey.)

La compression méthodique, la malaxation ou le massage, la chaleur locale, le repos dans le décubitus dorsal et la suspension des bourses sont conseillés par Larrey fils. Je ne parle pas des larges sétons conseillés par le même auteur et qui me paraissent très-dangereux, puisqu'une simple ponction avec un trocart peut produire la gangrène de ces tumeurs. Clot-Bey vante, dans les commencements de la maladie, le traitement local antiphlogistique. Je suis porté à croire qu'il s'opère parfois des guérisons spontanées. Les chirurgiens d'Afrique en ont cité quelques cas. Quand la tumeur a acquis un volume du poids de 3 ou 4 kilogrammes, je crois qu'on ne doit plus attendre pour opérer.

Parmi les causes signalées comme pouvant faire développer l'éléphantiasis, il y en a trois que je crois fausses : 1° les ablutions répétées, chez les musulmans : dans les Antilles, où la maladie est endémique, on n'a pas pourtant à se soumettre à cette règle religieuse : 2° la syphilis : Saturnino Toro et trois autres que j'ai opérés n'ont jamais été atteints de cette maladie ; 3° l'hydrocèle : j'ai opéré deux frères dont la tunique vaginale était saine et ne contenait pas de sérosité. Dans la même famille, deux femmes, sœurs des opérés, sont mortes de néphrite albumineuse, et deux autres ont eu le gonflement des jambes connu sous le nom de *jambe des Barbades.*

Je dois en terminant remercier mes distingués confrères et amis qui ont bien voulu m'aider dans différentes opérations : MM. P. Arroyo (de Caracas), F. Garcia de la Torre (de Paris), J. Audinot (de Barcelone), et notre ornithologiste portoricain M. C. Carbonell (de Cabo-Rojo).

# NOTES.

(*a*) On a vu des malades mourir d'hémorrhagie pendant l'opération ou immédiatement après. Dans le cas de M. Liston, le jet de sang fut si brusque et si abondant, qu'on le compara à celui d'une douche; avant que la moitié des vaisseaux eût pu être liée, le malade s'affaissa privé du pouls et les muscles relâchés; on ne le sauva qu'en lui donnant pour le réconforter une forte dose de whisky. — M. Key a enlevé à l'hôpital de Guy, sur le Chinois Hoo Loo, âgé de trente-deux ans, et qui était venu exprès en Angleterre pour se faire opérer, une tumeur des bourses qui pesait 26 kilogrammes; mais l'opération était à peine terminée que le malade mourut d'hémorrhagie. — Le docteur Goodève, de Calcutta, a fait l'ablation d'une tumeur pesant 26 kilogrammes, sur un homme de quarante-six ans, qui perdit de 900 à 1,000 grammes de sang, s'affaiblit graduellement et mourut six heures après l'opération. — Le docteur Tilley a également rapporté un cas remarquable dans lequel M. Wilks enleva sur un nègre, à Saint-Christophe, une tumeur qui pesait 79 kilogrammes et avait 75 centimètres de long sur 1 mètre 80 centimètres de circonférence. L'opération dura près de huit heures; chaque coup de bistouri donnait lieu à une abondante hémorrhagie veineuse, et le malade mourut épuisé vers la fin de l'opération.

(*b*) On m'a parlé d'un sujet qui existe dans la colonie danoise de Saint-Thomas, sans qu'on essaye de l'opérer, et qui est condamné à promener toujours devant lui, dans une brouette, cette horrible masse de chair.

(*c*) D'après tous les cas avérés, les testicules se rencontrent sur les parties latérales. (Larrey.) Les testicules ordinairement sains sont ensevelis vers la partie postérieure de la masse morbide. (Curling.) — Je crois qu'on doit dire qu'ils se trouvent sur les parties latérales et vers la partie postérieure. On trouvera donc plus facilement les cordons en pénétrant par les incisions posté-

rieures, sans avoir à craindre de les couper obliquement, comme
l'indique M. Larrey. On est averti de leur approche par le caractère que j'ai noté plus haut (observation n° 1). « C'est un temps
délicat de l'opération, dit Larrey, exigeant des incisions dirigées
de telle sorte que les cordons spermatiques soient mis à décou-
vert par des plaies parallèles à leur direction, afin de ne point les
exposer à l'action de l'instrument tranchant. » — C'est, je crois,
une crainte exagérée.

*d)* Clot-Bey sacrifia une fois les testicules à cause de la longueur des cordons. Il semble pourtant l'avoir regretté, car il
ajoute que la partie des cordons qu'il laissa subit une forte ré-
traction. — Dans sa première opération d'oschéotomie, Larrey
père sacrifia un testicule qu'il ne trouvait pas facilement. Pourtant la tumeur ne pesait que 6 livres. — Liston, Tilley, Esdaile,
les ont sacrifiés également. — Dans une observation, Clot-Bey dit
qu'après avoir laissé les deux testicules, un de ces organes fut
envahi avec une portion du lambeau par la gangrène, et il fut
obligé de l'extirper.

*e)* On voit encore ici la tendance à la gangrène remarquée par
tous les opérateurs. « Le docteur Hendy, des Barbades, a rapporté l'exemple d'un nègre dont la tumeur, qui avait près de
2 mètres de circonférence et 60 centimètres de longueur, se gan-
gréna et entraîna la mort de ce malheureux. Le même médecin
dit avoir eu connaissance de cinq autres cas dans lesquels le
scrotum très-volumineux avait, en se gangrénant, laissé les testicules à nu. » (Curling.) — J'ai vu un malade dont les bourses ne
pesaient guère plus de 8 livres. Il fut examiné d'abord par un
docteur qui diagnostiqua une hydrocèle et plongea son trocart
dans la tumeur pour la vider. La gangrène survint, débarrassa
le malade de la moitié du poids qu'il portait, et le médecin eut
tous les honneurs de la guérison.

*f)* Les artères viennent surtout des honteuses externes et des
artères du périné, lesquelles prennent un développement propor-
tionné au volume de la tumeur. Les veines sont nombreuses,
grosses, variqueuses et très-flexueuses. » (Curling.) — « Dans une
opération faite par le docteur Wells à Maracaïbo, une veine éga-
lait par son calibre celui de la veine cave. La tumeur pesait
15 livres. » (Larrey.) Il est donc à supposer que chez les malades
Arroch et Toro, on a évité par l'écraseur le danger que présentent

ces veines volumineuses. — « C'est dans le tissu cellulaire ou dans ses tuniques dégénérées que l'on rencontre le plus de vaisseaux veineux gorgés de sang et dont l'ouverture est si redoutable au moment des graves opérations d'ectomie scrotale. » (Larrey.)

(g) Les parties de la tumeur anciennement formées, dit le docteur Allan Webb, celles qui sont au voisinage de la peau, ne montrent que du tissu fibreux jaune et blanc. Ce dernier y est très-abondant. Dans les parties nouvellement formées on trouve ces mêmes tissus et, en outre, du tissu fibreux blanc à diverses périodes de son développement, depuis la simple cellule jusqu'aux fibres à noyaux qui sont très-nombreuses, de différentes formes, arrondies ovalaires, très-longues, contenant de nombreux granules de nucléoles. Le liquide très-albumineux qui est contenu dans les parties de récente formation présente quelques globules blancs de sang. On remarque en outre que certaines parties de ces tumeurs sont contractiles, et elles montrent des fibres musculaires non striées.

(h) M. Larrey donne cette définition de l'éléphantiasis du scrotum : « Tuméfaction des bourses caractérisée par une hypertrotrophie plus ou moins considérable et une induration de la peau et du tissu cellulaire sous-cutané, avec altération des autres enveloppes des testicules restant sains d'ordinaire au milieu des parties malades. »

(i) « On doit opérer l'hydrocèle par excision de la tunique vaginale proportionnée au volume de l'intumescence et à l'altération de l'enveloppe séreuse. » (Larrey.)

(j) On ne peut qu'admirer l'habileté de ce grand chirurgien qui du premier coup conçut une opération simple et complète : deux lambeaux latéraux pour recouvrir les testicules et un antérieur au devant du pubis pour servir d'enveloppe à la verge, qu'il débarrassait de toute la peau dont elle était recouverte. Le procédé de Gaetany-Bey est très-remarquable : lambeau losangique autour du méat, dissection de la verge qui se trouve à nu à sa base, mais en ramenant le lambeau en haut elle rentre dans sa gaîne naturelle. On laisse aussi des lambeaux latéraux. L'inconvénient de ce dernier procédé, c'est la gangrène du lambeau losangique. — Clot-Bey a fait un lambeau moins grand autour du méat, en laissant au devant du pubis un autre lambeau auquel il réunit le premier et qui complète la gaîne de la verge.

(*k*) D'après quelques observations faites par des chirurgiens d'Afrique, lorsqu'on laisse une partie indurée adhérente, elle reprend son élasticité si elle parvient à suppurer.

FIN.

Paris. — Imprimé par E. Thunot et Cie, rue Racine, 26.

www.ingramcontent.com/pod-product-compliance
Ingram Content Group UK Ltd.
Pitfield, Milton Keynes, MK11 3LW, UK
UKHW021721130726
13696UKWH00006B/2469